BREAST CANCER
· AWARENESS

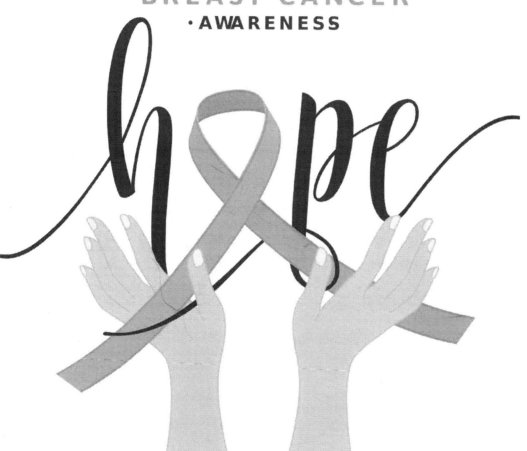

YOU
CANCER

FUCKIN APPOINTMENTS I MUST KEEP

	Monday	Tuesday	Wednesday	Thursday	Friday	Saturday	Sunday
WEEK ONE							
WEEK TWO							
WEEK THREE							
WEEK FOUR							

DATES TO REMEMBER

Date	Event	Date	Event	Date	Event

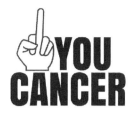

FUCK YOU CANCER MEDICATIONS
(ONE DAY I WANT NEED THIS SHIT)

Medication: _____   Dosage: _____   Frequency: _____

Purpose: _____

Possible Side Effects: _____

Medication: _____   Dosage: _____   Frequency: _____

Purpose: _____

Possible Side Effects: _____

Medication: _____   Dosage: _____   Frequency: _____

Purpose: _____

Possible Side Effects: _____

Medication: _____   Dosage: _____   Frequency: _____

Purpose: _____

Possible Side Effects: _____

Medication: _____   Dosage: _____   Frequency: _____

Purpose: _____

Possible Side Effects: _____

Medication: _____   Dosage: _____   Frequency: _____

Purpose: _____

Possible Side Effects: _____

Medication: _____   Dosage: _____   Frequency: _____

Purpose: _____

Possible Side Effects: _____

Medication: _____   Dosage: _____   Frequency: _____

Purpose: _____

Possible Side Effects: _____

DAMN CONTACT INFO

DOCTORS

POSITION	NAME	PHONE	EMAIL

PHARMACIES, HOSPITALS, AND CLINICS

NAME	PHONE	ADDRESS

PERSONAL SUPPORT

NAME	RELATION	PHONE	EMAIL

BITCH ASS SYMPTOMS AND SIDE EFFECTS

Date	Time	Duration	Description

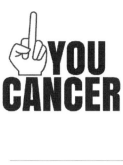

YOU CANCER

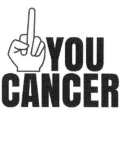
YOU CANCER

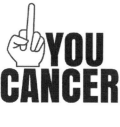

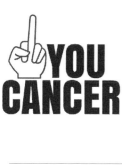

**YOU
CANCER**

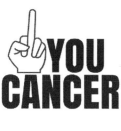

YOU CANCER

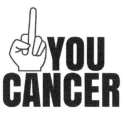

YOU
CANCER

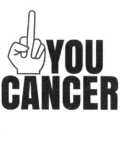

YOU CANCER

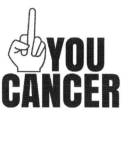

**YOU
CANCER**

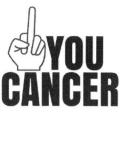

**YOU
CANCER**

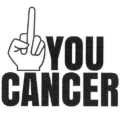

**YOU
CANCER**

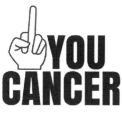
YOU CANCER

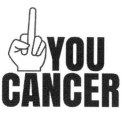

YOU CANCER

YOU
CANCER

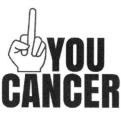

**YOU
CANCER**

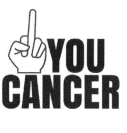

YOU CANCER

YOU CANCER

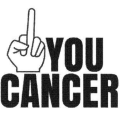
YOU CANCER

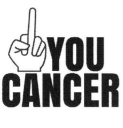

YOU CANCER

YOU CANCER

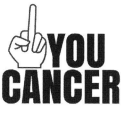

**YOU
CANCER**

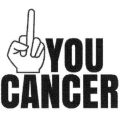

YOU CANCER

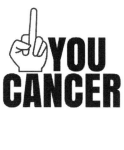

YOU CANCER

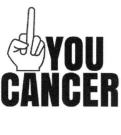

**YOU
CANCER**

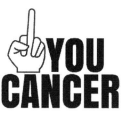

YOU CANCER

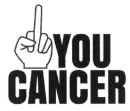
YOU CANCER

FUCKIN APPOINTMENTS I MUST KEEP

	Monday	Tuesday	Wednesday	Thursday	Friday	Saturday	Sunday
WEEK ONE							
WEEK TWO							
WEEK THREE							
WEEK FOUR							

DATES TO REMEMBER

Date	Event	Date	Event	Date	Event

FUCKIN APPOINTMENTS I MUST KEEP

	Monday	Tuesday	Wednesday	Thursday	Friday	Saturday	Sunday
WEEK ONE							
WEEK TWO							
WEEK THREE							
WEEK FOUR							

DATES TO REMEMBER

Date	Event	Date	Event	Date	Event

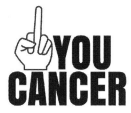
YOU CANCER

FUCKIN APPOINTMENTS I MUST KEEP

	Monday	Tuesday	Wednesday	Thursday	Friday	Saturday	Sunday
WEEK ONE							
WEEK TWO							
WEEK THREE							
WEEK FOUR							

DATES TO REMEMBER

Date	Event	Date	Event	Date	Event

FUCKIN APPOINTMENTS I MUST KEEP

	Monday	Tuesday	Wednesday	Thursday	Friday	Saturday	Sunday
WEEK ONE							
WEEK TWO							
WEEK THREE							
WEEK FOUR							

DATES TO REMEMBER

Date	Event	Date	Event	Date	Event

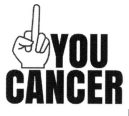
YOU
CANCER

FUCKIN APPOINTMENTS I MUST KEEP

	Monday	Tuesday	Wednesday	Thursday	Friday	Saturday	Sunday
WEEK ONE							
WEEK TWO							
WEEK THREE							
WEEK FOUR							

DATES TO REMEMBER

Date	Event	Date	Event	Date	Event

FUCK YOU CANCER MEDICATIONS

(ONE DAY I WANT NEED THIS SHIT)

Medication: _____   Dosage: _____   Frequency: _____

Purpose: _____

Possible Side Effects: _____

Medication: _____   Dosage: _____   Frequency: _____

Purpose: _____

Possible Side Effects: _____

Medication: _____   Dosage: _____   Frequency: _____

Purpose: _____

Possible Side Effects: _____

Medication: _____   Dosage: _____   Frequency: _____

Purpose: _____

Possible Side Effects: _____

Medication: _____   Dosage: _____   Frequency: _____

Purpose: _____

Possible Side Effects: _____

Medication: _____   Dosage: _____   Frequency: _____

Purpose: _____

Possible Side Effects: _____

Medication: _____   Dosage: _____   Frequency: _____

Purpose: _____

Possible Side Effects: _____

Medication: _____   Dosage: _____   Frequency: _____

Purpose: _____

Possible Side Effects: _____

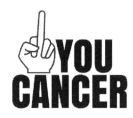

FUCK YOU CANCER MEDICATIONS
(ONE DAY I WANT NEED THIS SHIT)

Medication: _____ Dosage: _____ Frequency: _____

Purpose: _____

Possible Side Effects: _____

Medication: _____ Dosage: _____ Frequency: _____

Purpose: _____

Possible Side Effects: _____

Medication: _____ Dosage: _____ Frequency: _____

Purpose: _____

Possible Side Effects: _____

Medication: _____ Dosage: _____ Frequency: _____

Purpose: _____

Possible Side Effects: _____

Medication: _____ Dosage: _____ Frequency: _____

Purpose: _____

Possible Side Effects: _____

Medication: _____ Dosage: _____ Frequency: _____

Purpose: _____

Possible Side Effects: _____

Medication: _____ Dosage: _____ Frequency: _____

Purpose: _____

Possible Side Effects: _____

Medication: _____ Dosage: _____ Frequency: _____

Purpose: _____

Possible Side Effects: _____

FUCK YOU CANCER MEDICATIONS
(ONE DAY I WANT NEED THIS SHIT)

Medication: _____ Dosage: _____ Frequency: _____

Purpose: _____

Possible Side Effects: _____

Medication: _____ Dosage: _____ Frequency: _____

Purpose: _____

Possible Side Effects: _____

Medication: _____ Dosage: _____ Frequency: _____

Purpose: _____

Possible Side Effects: _____

Medication: _____ Dosage: _____ Frequency: _____

Purpose: _____

Possible Side Effects: _____

Medication: _____ Dosage: _____ Frequency: _____

Purpose: _____

Possible Side Effects: _____

Medication: _____ Dosage: _____ Frequency: _____

Purpose: _____

Possible Side Effects: _____

Medication: _____ Dosage: _____ Frequency: _____

Purpose: _____

Possible Side Effects: _____

Medication: _____ Dosage: _____ Frequency: _____

Purpose: _____

Possible Side Effects: _____

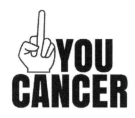

FUCK YOU CANCER MEDICATIONS
(ONE DAY I WANT NEED THIS SHIT)

Medication: _____   Dosage: _____   Frequency: _____

Purpose: _____

Possible Side Effects: _____

Medication: _____   Dosage: _____   Frequency: _____

Purpose: _____

Possible Side Effects: _____

Medication: _____   Dosage: _____   Frequency: _____

Purpose: _____

Possible Side Effects: _____

Medication: _____   Dosage: _____   Frequency: _____

Purpose: _____

Possible Side Effects: _____

Medication: _____   Dosage: _____   Frequency: _____

Purpose: _____

Possible Side Effects: _____

Medication: _____   Dosage: _____   Frequency: _____

Purpose: _____

Possible Side Effects: _____

Medication: _____   Dosage: _____   Frequency: _____

Purpose: _____

Possible Side Effects: _____

Medication: _____   Dosage: _____   Frequency: _____

Purpose: _____

Possible Side Effects: _____

DAMN CONTACT INFO

DOCTORS

POSITION	NAME	PHONE	EMAIL

PHARMACIES, HOSPITALS, AND CLINICS

NAME	PHONE	ADDRESS

PERSONAL SUPPORT

NAME	RELATION	PHONE	EMAIL

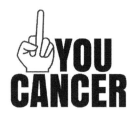
YOU CANCER

DAMN CONTACT INFO

DOCTORS

POSITION	NAME	PHONE	EMAIL

PHARMACIES, HOSPITALS, AND CLINICS

NAME	PHONE	ADDRESS

PERSONAL SUPPORT

NAME	RELATION	PHONE	EMAIL

DAMN CONTACT INFO

DOCTORS

POSITION	NAME	PHONE	EMAIL

PHARMACIES, HOSPITALS, AND CLINICS

NAME	PHONE	ADDRESS

PERSONAL SUPPORT

NAME	RELATION	PHONE	EMAIL

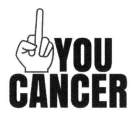
YOU CANCER

DAMN CONTACT INFO

DOCTORS

POSITION	NAME	PHONE	EMAIL

PHARMACIES, HOSPITALS, AND CLINICS

NAME	PHONE	ADDRESS

PERSONAL SUPPORT

NAME	RELATION	PHONE	EMAIL

BITCH ASS SYMPTOMS AND SIDE EFFECTS

Date	Time	Duration	Description

YOU CANCER

BITCH ASS SYMPTOMS AND SIDE EFFECTS

Date	Time	Duration	Description

BITCH ASS SYMPTOMS AND SIDE EFFECTS

Date	Time	Duration	Description

FUCK YOU CANCER

BITCH ASS SYMPTOMS AND SIDE EFFECTS

Date	Time	Duration	Description

BITCH ASS SYMPTOMS AND SIDE EFFECTS

Date	Time	Duration	Description

Manufactured by Amazon.ca
Bolton, ON